DE LA

MÉDICATION ÉLECTRIQUE

DANS CERTAINES AFFECTIONS

DE L'APPAREIL OCULAIRE.

PAR

LE DOCTEUR BOULU,

MÉDECIN, PAR QUARTIER, DE S. M. L'EMPEREUR,
MEMBRE DE LA SOCIÉTÉ MÉDICALE DU 1er ARRONDISSEMENT DE PARIS,
CHEVALIER DE LA LÉGION D'HONNEUR.

* * *

PARIS,

LABÉ, LIBRAIRE DE LA FACULTÉ DE MÉDECINE DE PARIS,
Place de l'École-de-Médecine.

—

1860.

Publications de l'**Union Médicale** (nouvelle série), des 29 Novembre, 3 et 10 Décembre 1859.

DE LA

MÉDICATION ÉLECTRIQUE

DANS CERTAINES AFFECTIONS

DE L'APPAREIL OCULAIRE;

Par M. BOULU,

MÉDECIN, PAR QUARTIER, DE L'EMPEREUR.

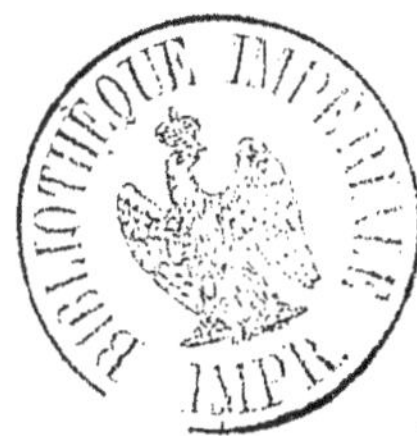

On ne saurait nier aujourd'hui les services immenses que rend depuis quelques années le fluide électrique ; mais quant à la question thérapeutique, il faut l'avouer, c'est surtout depuis l'invention de nouveaux appareils, leur application mieux combinée, et plus sûrement calculée, que l'électricité est devenue un agent des plus puissants.

Cela est d'autant plus vrai que l'on a rarement à combattre par cet agent des maladies légères ; mais bien plutôt des affections rebelles et même réputées incurables. Ajoutons que presque toujours le traitement électrique commence dans les plus mauvaises conditions. D'une part la maladie est fort ancienne, d'autre part le malade ennuyé par l'insuccès de nombreuses médications est rarement disposé à subir convenablement un nouveau traitement, et l'on sait que celui par l'électrisation doit souvent être continué assez longtemps pour donner de beaux résultats.

Aussi, sommes-nous en droit de pouvoir dire que, grâce à la puissance de ce nouvel agent, l'électrisation localisée a considérablement fait reculer les limites de notre art.

Et cependant, nous devons ajouter que malgré les succès déjà nombreux qu'il a donnés, on est encore loin de l'utiliser, comme il mériterait de l'être. D'un autre côté,

1859

cette science est déconsidérée par certains médecins qui, voulant en faire une panacée universelle, l'appliquent au hasard, et en compromettent la valeur thérapeutique. De là des revers que l'on ne manque pas d'attribuer au fluide électrique tandis qu'ils sont le plus souvent causés par l'inexpérience de l'opérateur.

Toutefois, nous sommes heureux de reconnaître que quelques médecins honorables ont fait une étude spéciale de la science électrique, et que dans leur pratique, ils en ont fait de fréquentes applications souvent couronnées de succès.

Nous-même, qu'il nous soit permis de le dire, nous nous sommes efforcé de marcher dans cette voie ouverte à tous, depuis les heureux résultats que nous avons obtenus dans le traitement des adénites cervicales par l'électrisation localisée, résultats que nous avons fait connaître antérieurement.

En définitive, si jusqu'à ce jour cette médication énergique n'est pas entrée franchement dans le traitement des affections des yeux, cela tient, d'une part, à la difficulté de bien préciser les cas spéciaux dans lesquels il peut être utile d'avoir recours à l'agent électrique ; d'autre part, à son mode d'application, sur lequel les médecins ne sont pas encore fixés.

Aujourd'hui que l'ophthalmoscope a fait faire de grands progrès à la science oculistique et que le diagnostic dans les maladies des yeux est devenu plus facile, nous venons appeler l'attention de nos confrères sur un nouveau mode d'électrisation localisée qui nous a donné de bons résultats dans quelques affections de l'appareil oculaire qui avaient résisté, comme on le verra, aux médications les plus rationnelles, mais surtout dans les paralysies de la rétine et des paupières.

Ce procédé, d'une application simple, facile et sans danger pour les malades, est, selon nous, bien préférable à l'électro-puncture, encore pratiquée par quelques médecins.

Au reste, la plupart des faits que nous allons rapporter ont eu pour témoin l'un des hommes les plus versés dans la science ophthalmologique, M. Magne.

CHAPITRE Ier.

PARALYSIE DES PAUPIÈRES.

Chacun sait que la paralysie du nerf moteur oculaire commun détermine :

1º Le prolapsus de la paupière supérieure ;

2º Un strabisme externe ;

3º L'abolition des mouvements alternatifs de rotation du globe oculaire autour de son axe antéro-postérieur ;

4º La dilatation et l'immobilité de la pupille.

Mais nous n'avons à nous occuper ici que du prolapsus de la paupière supérieure, qui s'explique par la paralysie de son muscle releveur.

Cette paralysie se développe sous l'influence de causes très diverses, telles que des épanchements sanguins, des tumeurs, des exostoses comprimant les nerfs eux-mêmes, comme cela peut s'observer dans les affections syphilitiques, par exemple, etc., etc.

Mais il est d'autres causes moins graves et assez fréquentes déjà signalées par Rognetta et Mackensie, nous voulons parler du rhumatisme. C'est contre les paralysies palpébrales de cette nature, les seules que nous ayons observées jusqu'à ce jour, que nous avons employé la médication électrique.

Aussi, avant de commencer un semblable traitement, on comprend combien il importe d'établir d'une manière précise l'étiologie de l'affection qui va nous occuper.

Observation I. — M. Martin, âgé de 36 ans, d'une bonne constitution, nous fut adressé, le 13 mai 1857, par notre honorable confrère, M. Magne. Voici dans quel état se trouvait le malade au moment où il se présenta à notre consultation.

La paupière supérieure de l'œil gauche était complétement abaissée, et ne pouvait se relever, quels que fussent les efforts tentés par le malade. Les paupières présentaient de temps à autre quelque peu d'écartement ; mais ce mouvement n'était pas dû au releveur de la paupière, mais bien aux efforts de contraction de l'occipito-frontal.

La pupille de l'œil gauche était largement dilatée et ne présentait aucuns mouvements synergiques. Enfin, la vision était presque entièrement abolie.

Le diagnostic n'était pas douteux ; il s'agissait d'une paralysie incomplète de la troisième paire. Je dis incomplète, parce que les muscles de l'œil ne participaient que légèrement à la paralysie.

C'est en sortant du théâtre, et par un froid très rigoureux, que cette affection s'était tout à coup manifestée.

Le traitement a d'abord consisté en une application de sangsues et un purgatif, plus tard dans l'emploi de vapeurs stimulantes, de la strychnine par la méthode endermique, des bains de pieds avec douches d'eau froide, et de la tisane d'arnica. ·

Ces divers moyens employés pendant quinze jours n'ayant amené aucun changement dans la position du malade, nous commençâmes alors le traitement électrique. Douze applications d'une demi-heure chaque jour suffirent pour arriver à la guérison complète de cette paralysie. Nous devons ajouter qu'au fur et à mesure que la paupière se relevait, la vue s'améliorait de plus en plus.

Observation II. — Le 7 août 1857, M. Magne nous adressa un jeune homme de Sancerre, âgé de 12 ans, atteint d'une paralysie de la paupière supérieure du côté droit, compliquée d'amblyopie congestive.

« Cet enfant, nous écrivait notre confrère, était considéré dans son pays comme amauro- » tique, et ses parents avaient perdu tout espoir qu'il recouvrât la vue. Fort heureusement, la » paralysie était bornée à la troisième paire. Les soins qu'il a reçus chez lui depuis plus d'un » an, de même que ceux que je lui ai donnés depuis quelques jours, n'ayant amené aucun » résultat, j'ai pensé qu'il fallait sans tarder avoir recours au fluide électrique. »

Voici quel était l'état de cet enfant au commencement du traitement électrique. Il existait une insensibilité très grande de la peau de la paupière supérieure, se prolongeant jusqu'au-dessus du sourcil. La pupille ne se contractait pas, l'enfant distinguait à peine les lettres les plus grosses, et les nuages blancs lui semblaient obscurs.

Après la dixième application du fluide électrique, la sensibilité de la peau de la paupière était revenue; la pupille commençait à se contracter; l'enfant distinguait la couleur des nuages et lisait des caractères assez fins. Le traitement est continué tous les deux jours seulement, et au bout de la vingtième électrisation, la guérison de ce jeune homme était complète.

OBSERVATION III. — Carteret fils, rue de Trévise, 14, d'un tempérament lymphatique très prononcé, est âgé de 23 ans. A l'âge de 14 ans, étant en Espagne, ce jeune homme fut atteint de douleurs rhumatismales articulaires. Le genou droit devint surtout très gros, et la jambe resta ployée pendant près d'un an. Cette affection a été combattue d'abord par des bains sulfureux et plus tard par des bains froids, qui produisirent beaucoup de bien; mais le mal n'avait pas duré moins de deux ans. Après sa guérison, le malade resta encore deux ans en Espagne et rentra en France en 1852.

De 1852 à 1857, santé délicate, surdité momentanée causée par un polype dans l'oreille droite et guérie par M. Blanchet. Mais, dès ce moment, apparition d'une névralgie de la cinquième paire du côté droit, au commencement de 1856. En même temps survinrent des maux de tête et des palpitations combattues par la digitaline, des vésicatoires, des ventouses et des purgations. Au mois de juillet 1857, douleurs névralgiques plus fortes dans l'oreille, la paupière et l'œil. Enfin, le 11 août 1857, la paupière supérieure du côté droit est complétement abaissée sur la paupière inférieure. Cette paralysie est tout à la fois compliquée d'amblyopie et de diplopie. Si l'on soulève la paupière, on remarque une dilatation énorme de la pupille, et le malade ne voit qu'un nuage très épais et des objets doubles dont il ne distingue ni la forme, ni la grosseur, ni la couleur. Cette paralysie a cela de particulier, qu'elle survint tout à coup dans une nuit, après six semaines de souffrances, et qu'elle succédait à une névralgie de la cinquième paire; ce qui arrive quelquefois, comme l'ont démontré les recherches de M. Marchal (de Calvi).

Malgré le traitement le plus énergique mis en usage par mes deux honorables confrères, MM. les docteurs Michon et Charcot, tel que ventouses à la nuque, vésicatoires sur le front, purgations, etc., etc., la paralysie persiste pendant deux mois.

Enfin, le 20 septembre le malade nous est amené par son père, huissier de la maison de l'Empereur. Le traitement électrique approuvé par M. le docteur Charcot est commencé le 21 et continué tous les jours pendant une demi-heure.

Le 1er octobre après dix séances, la pupille commence à se contracter, sa dilatation est un peu moins grande, la paupière supérieure s'entr'ouvre d'un tiers environ, l'amblyopie est moins prononcée, mais la diplopie persiste.

Du 1er au 10 octobre, interruption du traitement électrique causée par des accès violents de névralgie faciale intermittente combattus avec succès par M. le docteur Charcot au moyen du sulfate de quinine, de vésicatoires derrière les oreilles et des purgations.

Le 10 octobre, le traitement électrique est repris et continué avec persévérance; mais avant, nous sommes heureux de constater que pendant son interruption, et malgré les grandes souffrances du malade, la paupière et l'œil n'ont rien perdu.

Le 20 octobre, la paupière est relevée aux deux tiers. La pupille suit la même marche; elle se contracte davantage; la diplopie a complétement cessé, et le malade commence à voir les objets dans leur grosseur naturelle. Cette amélioration dans l'état de la paupière et de la vision n'a pas cessé de faire des progrès, bien que les douleurs névralgiques revinssent de temps en temps ; mais il est à remarquer que la persévérance du traitement électrique a fini par les empêcher de se porter à la tête, et qu'elles se sont fixées aux extrémités inférieures.

Enfin, le 1er janvier 1858, après trois mois de traitement, la paupière est complétement relevée ; les mouvements d'abaissement et d'élévation sont les mêmes des deux côtés. Quant à la pupille, elle se contracte très bien, et le malade lit aussi bien avec son œil droit qu'avec le gauche.

Cette observation, fort importante sous plusieurs rapports, a été suivie pendant le cours du traitement par MM. les docteurs Charcot, Michon, Arnal, Magne etPlouviez, qui ont vu le malade avant et après sa guérison.

La guérison des deux premiers malades a été si prompte qu'elle ne peut laisser aucun doute dans l'esprit du lecteur sur l'efficacité du traitement électrique.

Quant au troisième, bien que le traitement ait duré trois mois, il est facile de se rendre compte de l'action bienfaisante et réparatrice du fluide électrique, après l'insuccès bien constaté des autres médications. La guérison, dans ce cas, a été d'autant plus remarquable, que nous avions à combattre une double affection chez un sujet d'une constitution anémique des plus mauvaises, affaibli et épuisé depuis plusieurs années, comme on l'a vu, par un rhumatisme général passé à l'état chronique.

Enfin, cette guérison de la paralysie de paupière compliquée d'amblyopie diplopique est donc une preuve que, même chez les sujets à diathèse éminemment lymphatique, on peut quelquefois obtenir, par le traitement électrique, des guérisons, bien que l'état général n'ait pu être modifié entièrement.

Au reste, cette opinion, qui n'est pas celle, en général, de nos confrères, va se trouver de nouveau corroborée par une des observations qui vont suivre.

Disons tout de suite que, pour les deux premiers malades dont nous venons de rapporter les observations, nous n'avons employé que l'électrisation localisée, comme on la pratique habituellement, mais que, pour le troisième, dont la paralysie était plus compliquée, nous avons introduit plusieurs fois entre la paupière et le globe oculaire des aiguilles mousses, dont nous parlerons plus loin, et qui n'ont pas peu contribué à sa guérison.

Cette nouvelle médication a eu le double avantage de combattre tout à la fois la paralysie de la paupière et l'amblyopie qui l'accompagnait.

CHAPITRE II.

PARALYSIES DE L'ORGANE VISUEL.

Avant nous, un grand nombre de médecins ont tenté l'emploi de l'électricité dans les affections anesthésiques de la rétine ; mais il faut avouer que la science possède encore peu d'exemples de guérisons obtenues au moyen de l'agent électrique, et encore ces exemples étaient-ils bien, en effet, dus à des paralysies des nerfs optiques ?

Parmi ces médecins nous citerons MM. Mazars, Warren, Person, Purkinje, Magendie,

Duchenne, de Boulogne, Becquerel, Bougard (de Bruxelles), dont les tentatives ont été parfois couronnées de succès.

S'il est important, comme nous l'avons dit en parlant de la paralysie palpébrale, d'en bien établir l'étiologie, avant de commencer le traitement électrique, à plus forte raison doit-on le faire quand il s'agit de la paralysie de l'organe de la vue; en effet, la cause de cette affection bien autrement grave que la première étant connue, le diagnostic aidé d'ailleurs de l'ophthalmoscope, en sera plus facile; car une erreur dans ce cas, bien qu'elle ne puisse être préjudiciable au malade, pourrait l'entretenir dans un vain espoir de guérison impossible à obtenir par l'agent électrique, et peut-être lui enlever les chances de curabilité qui lui restent en s'adressant à d'autres agents.

AMAUROSE ASTHÉNIQUE.

OBSERVATION I. — En 1853, M. le marquis de P..., âgé de 60 ans, après avoir subi l'opération de la cataracte du côté droit, et n'ayant point recouvré la vue, nous est adressé trois mois après par M. Magne. Nous constatons, en effet, que la pupille ne se contracte pas.

Le traitement électrique est commencé, et au bout de quinze jours le malade voit de côté la lumière d'une bougie. Un mois plus tard, il distingue les objets placés en bas et au-dessous de son œil. Encouragé par ce demi-succès, nous continuons l'électrisation pendant deux mois, mais sans résultats.

Toutefois, M. Magne, qui suivait ce malade avec le plus grand intérêt, l'examina de nouveau et ne tarda pas à découvrir que la pupille se contractait bien, mais qu'il existait au fond de l'œil une portion de la capsule du cristallin qui s'opposait au passage de la lumière dans une grande partie de l'étendue de la rétine.

Néanmoins on a obtenu, au moyen du traitement électrique, tout le succès possible, puisque, aujourd'hui, la pupille se contracte, ce qu'elle ne faisait pas avant, et que la lumière pénètre dans l'œil par les deux seules parties qui ne sont pas obstruées par la capsule cristalline.

Nous devons ajouter que, dans ce cas fort intéressant, il est à présumer que la guérison de l'amaurose par l'agent électrique eût été complète, si le malade eût consenti à se laisser enlever la portion de membrane capsulaire qui faisait obstacle au passage des rayons lumineux.

AMAUROSE COMPLÈTE.

OBSERVATION II. — A la fin d'octobre 1855, Mlle Boutinot, âgée de 19 ans, d'une forte constitution, perd la vue subitement à la suite d'un bain froid pris pendant l'époque des règles.

Un traitement antiphlogistique et révulsif des plus énergiques est employé pendant trois mois, sans résultats, par un oculiste distingué, M. le docteur Coursserant. C'est alors que la malade entre à l'Hôtel-Dieu, dans le service de M. Jobert, qui prescrivit des bains de pieds sinapisés, un collyre et des ventouses scarifiées aux tempes.

Ce traitement ne fut encore suivi d'aucune modification sensible dans l'état de la vue de la malade. Dès lors, M. Jobert, craignant avec raison, dans l'intérêt de cette jeune personne, de perdre un temps précieux, eut l'heureuse idée de recourir à l'agent électrique dont il fit lui-même les premières applications pendant quinze jours avec des aiguilles de platine implantées dans les paupières supérieures. Au bout de ce temps, une amélioration très faible, mais cependant positive, donna quelque espoir à M. Jobert qui proposa alors à M. Breton d'électriser lui-même cette malade, ce que ce dernier accepta.

A partir du 8 février 1856, après un mois de séjour à l'hôpital, cette jeune fille fut conduite très exactement chez M. Breton, qui pratiqua l'électrisation avec des éponges sur le globe oculaire pendant une demi-heure, une ou deux fois par jour.

Disons tout de suite qu'au bout de trois mois d'une électrisation pratiquée avec beaucoup de soin, tout à la fois sur les yeux et aux extrémités inférieures, dans le but de rappeler les règles, la guérison était complète.

Pendant la durée de ce traitement, notre concours ayant été réclamé plusieurs fois, nous avons pu suivre avec le plus vif intérêt les progrès de cette cure, due, à n'en pas douter, à l'électrisation non interrompue pendant plusieurs mois.

Cette observation fort intéressante ayant déjà été publiée dans la *France médicale*, nous n'en avons donné qu'un extrait; mais, si abrégé qu'il soit, il suffit pour démontrer toute la supériorité du traitement électrique sur toutes les autres médications employées antérieurement.

AMAUROSE INCOMPLÈTE.

OBSERVATION III. — Mlle X..., d'une constitution lymphatique, est âgée de 20 ans. Quoique d'une très grande force en apparence, elle est anémique, ses muqueuses sont pâles; il y a un peu de souffle dans les carotides : les règles laissent beaucoup à désirer, sous le rapport de la quantité et de la qualité. Il existe un peu de leucorrhée.

Depuis l'âge de 10 ans, Mlle X... a été fréquemment atteinte de douleurs névralgiques des deux côtés de la tête, mais principalement du côté droit. Ces douleurs, après avoir d'abord envahi la tempe, ont ensuite gagné la paupière et l'œil. Aussi la vue est-elle bien plus faible de ce côté que de l'autre. Cet affaiblissement, quoique lent, a toujours été en augmentant.

Enfin, au mois de janvier 1857, sur notre invitation, la malade est conduite chez M. le docteur Magne, qui constate que l'œil droit est depuis longtemps d'une extrême faiblesse, qu'il peut à peine lire les caractères de 3 centimètres, et qu'il est atteint d'amblyopie symptomatique, de scléro-choroïdite postérieure, avec hyperémie ancienne de la rétine.

La malade est soumise au traitement suivant : fer réduit par l'hydrogène, sirop de gentiane, alterné avec le sirop d'iodure de fer, eau de Bussang, régime fortifiant, beaucoup d'exercice, faire travailller l'œil droit fort peu à la fois, et dans des endroits peu éclairés, éviter avec soin l'éclat des lumières artificielles et du soleil ardent.

Ce traitement rationnel a été suivi très régulièrement pendant un an sans avoir apporté aucune modification favorable dans la vue, non plus que dans l'état général de la jeune personne.

Nous proposons alors le traitement électrique, mais, avant de le commencer, nous devons dire dans quel état se trouvait cette malade.

Nous constatons d'abord un état chloro-anémique général, puis une anesthésie complète de toute la peau recouvrant la tempe et la paupière du côté droit et produite, à la longue, par de fréquentes névralgies de la cinquième paire. Cette anesthésie est si prononcée, que la malade reste insensible aux piqûres et aux pincements les plus forts.

Si nous continuons notre investigation, nous trouvons une diplopie manifeste; non seulement tous les objets sont vus doublés, mais ils semblent être recouverts d'un nuage, puis une amblyopie très prononcée, puisque la malade ne voit les objets qu'à une faible distance, qu'elle peut à peine lire le titre des grands journaux, même en se servant de ses deux yeux à la fois, qu'elle écrit difficilement et de travers, et qu'à une distance d'un pied environ, elle ne distingue pas avec son œil droit les traits d'une personne. Enfin, la pupille est insensible à l'action du soleil ou de la lumière artificielle la plus vive.

Quant à l'œil gauche, nous devons dire qu'il commençait à s'affaiblir au moment où la malade a réclamé nos soins.

Au mois de février 1858, nous commençons le traitement électrique et nous en continuons presque tous les jours les applications pendant une demi-heure.

Au bout de trois mois, l'anesthésie de la peau de la tempe du côté droit a diminué d'une manière sensible sous l'influence de la fustigation électrique pratiquée comme nous le dirons plus loin. Quant à la vue, il est à remarquer qu'elle n'a presque rien gagné, bien que l'électrisation ait été faite chaque jour, à l'aide de conducteurs humides et avec des courants intermittents, peu intenses, dirigés sur les paupières et les nerfs de la cinquième paire, dans le but d'exercer une action spéciale sur la rétine.

C'est alors que nous eûmes l'idée de porter le fluide électrique au fond de l'orbite et d'aller stimuler la rétine au moyen d'aiguilles mousses appliquées sur la coque oculaire et dont nous avions déjà fait un premier essai.

Nous donnerons plus loin la description de ces petits instruments, qui remplissent à merveille les fonctions de réophores.

Avec l'appareil électro-médical de Breton, il nous a toujours suffi de toucher légèrement l'anneau du petit réophore pour produire instantanément le phosphène électrique; mais, afin de ne pas fatiguer la rétine, nous avons eu soin de ne répéter que trois ou quatre fois par séance cette petite opération.

Trois mois après ce nouveau mode d'électrisation, nous constatons une amélioration sensible dans l'organe visuel de la malade, qui peut lire des caractères très fins et écrire assez longtemps sans se fatiguer, ce qu'elle ne pouvait faire avant. La diplopie a disparu, ainsi que les nuages qui enveloppaient tous les objets.

Mais, comme la guérison n'est pas complète, les deux modes d'électrisation externe et interne sont encore continués trois fois par semaine pendant six mois, après lesquels nous sommes assez heureux pour pouvoir constater la guérison de cette jeune personne, dont le traitement, quoique plusieurs fois repris et interrompu, n'a pas duré moins d'un an.

PROCÉDÉS OPÉRATOIRES.

On voit de suite que nous avons varié notre mode d'électrisation localisée selon les diverses parties malades de l'appareil oculaire.

Pour pratiquer l'électrisation externe sur la tempe, dont toute la peau était insensible, nous avons appliqué le fustigateur électrique, dont nous avons le premier proposé l'usage. Cet instrument portant avec lui ses deux courants, l'application en est facile.

Quant à l'électrisation interne, elle a été faite, comme nous l'avons dit, avec les aiguilles composées de fils métalliques très fins, de 4 ou 5 centimètres de long, recouverts, dans toute leur étendue, de soie blanche, excepté aux deux extrémités. La première, celle qui doit être libre, est formée par un petit anneau destiné à recevoir le courant négatif, tandis que le positif est fixé à la nuque ou à la tempe. L'autre, qui doit être enfoncée entre la paupière et la sclérotique, est enveloppée d'une éponge protectrice d'une grande finesse et sert à transmettre le fluide électrique à la rétine.

Ces petites aiguilles, mousses, et assez flexibles pour se courber à volonté sur le globe oculaire, se maintiennent toutes seules sous les paupières, et il suffit de toucher légèrement les petits anneaux métalliques et de faire passer un courant très faible, pour produire au fond de l'orbite, une légère excitation qui retentit jusque sur la rétine.

Ces aiguilles se placent très facilement. Il suffit de soulever la paupière de la main gauche et d'enfoncer l'aiguille le plus avant possible avec la droite, sans crainte de blesser le globe oculaire.

On pourrait de même placer une aiguille sous les paupières de chaque côté, si les deux yeux avaient besoin d'être électrisés en même temps. Si l'on veut borner l'excitation électrique sur un muscle de l'œil ou sur un des points de la rétine seulement, la mobilité de l'aiguille réophore permet de le faire sans difficulté.

Au reste, nous devons dire que ce nouveau mode d'électrisation a pu être pratiqué plusieurs fois dans la même séance et continué pendant plus de six mois, sans aucun danger pour l'œil, et sans fatigue pour la malade.

Il est impossible de ne pas admettre que chez la malade qui fait le sujet de la troisième observation, l'affection locale ne fût liée à un état général, et ne fût le résultat d'un état chloro-anémique datant déjà de plusieurs années, et qui est considéré par les médecins comme n'étant pas susceptible d'être guéri par le fluide électrique.

Il est bien certain, néanmoins, que si, dans ce cas, on se fût contenté de continuer le traitement général, et que l'on n'eût pas eu recours à l'application locale du fluide électrique, la guérison n'eût pas eu lieu, car on a vu que la paralysie déjà très avancée de la rétine n'avait été enrayée que par le traitement électrique, qui, au bout de six mois, avait produit plus d'effet que les médications antérieures suivies pendant deux années avec beaucoup de persévérance, lesquelles n'avaient apporté aucun changement dans l'état général de la malade, et surtout n'avaient modifié en aucune façon l'état de son organe visuel.

En effet, on comprend bien qu'un traitement général prolongé assez longtemps, surtout chez une jeune personne, finisse par fortifier une constitution affaiblie depuis plusieurs années, et que la vue s'améliore en proportion de tout le reste de l'organisme; mais comme chez notre malade, le mal avait déjà fait de grands progrès, il est facile de concevoir le peu d'action bienfaisante et réparatrice que l'organe visuel avait pu en éprouver; c'est, du reste, ce qui était arrivé.

Aussi sommes-nous fondé à penser que si, dans ce cas, on n'eût pas eu recours à la médication électrique, la vue se serait affaiblie de plus en plus; l'amaurose incomplète, qui avait été réfractaire aux autres moyens employés avant nous pour la guérison de l'œil droit, eût envahi l'œil gauche déjà plus faible, et alors la paralysie serait devenue avec le temps plus complète et incurable.

Au reste, le résultat heureux que nous avons obtenu et que nous avions fait espérer à la famille, au début du traitement, est dû, dans notre opinion, autant à la persévérance que nous avons mise dans les applications méthodiques du fluide électrique, continuées pendant une demi-heure chaque jour, qu'au mode de traitement que nous avons indiqué plus haut.

Des faits qui précèdent, quoique peu nombreux, nous croyons être fondé à tirer les conclusions suivantes :

1° Les amauroses qui se développent en même temps qu'un état de faiblesse générale de tout l'organisme, et sans aucune lésion apparente, à l'ophthalmoscope, des parties constituantes de l'œil, les amauroses torpides, en un mot, sont surtout celles qui réclament l'application des courants électriques.

2° Parmi les paralysies de la rétine, celles qui sont le résultat de l'altération de la branche ophthalmique de la cinquième paire, à la suite de névralgies fréquentes, ou encore les amauroses qui coïncident avec la paralysie des paupières, sont les plus communes, mais elles offrent aussi par compensation le plus de chances de guérison par le fluide électrique.

3° Les paralysies incomplètes et même complètes de l'organe de la vue qui sont liées à un état général, et surtout celles qui sont le résultat d'un état anémique par diminution des globules du sang, peuvent quelquefois guérir par le secours de l'électricité localisée, contrairement à l'opinion de plusieurs médecins distingués, quand bien même l'état général ne serait pas modifié entièrement. L'observation que nous venons de rapporter en est une preuve.

4° Enfin, le fluide électrique est encore le moyen le plus puissant pour la guérison des amauroses essentielles en général, et, après l'insuccès bien constaté des autres médications, on devra toujours y avoir recours avant d'abandonner les malades à eux-mêmes.

5° Les chances de guérison qui peuvent exister daus les divers cas que nous venons d'énoncer seront toujours en raison de l'âge des malades, de leur constitution et de l'ancienneté de la paralysie, mais aussi en raison de la persévérance que le médecin apportera dans les applications du fluide électrique et de la docilité des malades à les supporter.

6° Quant aux amauroses symptomatiques d'une affection cérébrale ou organique, de même que celles qui sont le résultat d'un âge trop avancé, on comprend aisément que le fluide électrique ne puisse être d'aucune utilité.

Nous avons dit, en commençant, qu'avant nous, d'autres confrères avaient fait d'assez nombreuses tentatives, dans le but de guérir les amauroses, avec l'agent électrique. Toutefois, parmi ces médecins, il en est qui ont varié leur mode d'application et qui méritent une mention particulière. Nous voulons parler de **MM.** Magendie et Person.

Le premier, en 1836, dans le cas d'amaurose, implantait deux aiguilles en platine, une dans le nerf sus-orbitaire, une autre dans le nerf sous-orbitaire, et se servait de l'appareil de Clarck. Il donnait ainsi de légères secousses. Il paraît avoir obtenu de bons résultats de ce mode d'électrisation.

Quant au deuxième, en 1843, il a encore été plus hardi. Il a osé traverser la sclérotique jusqu'au corps vitré, dans le but de pouvoir stimuler directement la rétine. Nous ignorons si des tentatives de ce genre ont été parfois couronnées de succès, mais, dans tous les cas, nous n'oserions jamais les essayer.

Si, dans notre *Mémoire sur le traitement des adénites cervicales,* nous avons dit que l'électro-puncture avait fait son temps et qu'elle pouvait être utilement remplacée par nos excitateurs électriques, à plus forte raison, dirons-nous que, dans le traitement des maladies des yeux, cette méthode doit être complétement abandonnée.

En voici les motifs :

1º On sait aujourd'hui, d'après les belles expériences de M. Duchenne (de Boulogne), que l'électro-puncture ne localise pas exactement l'excitation électrique dans les organes, puisqu'en traversant la peau, celle-ci est nécessairement électrisée.

2º Le même auteur a également démontré qu'on peut exciter un nerf ou un muscle, sans en traverser la substance.

3º L'électro-puncture est une méthode douloureuse qui n'est pas sans danger, et présente parfois des difficultés dans son application.

4º Le traitement électrique devant presque toujours durer longtemps, cette méthode, loin d'encourager les malades, les effraie, tout en les privant d'un traitement dont le résultat eût pu leur être favorable.

5º Enfin l'électro-puncture, avec les inconvénients que nous venons de signaler, au lieu de faire progresser la science électrique dans son application aux maladies des yeux l'a plutôt, suivant nous, retardée.

C'est donc pour remplacer ces deux anciennes méthodes qui, du reste, nous paraissent être abandonnées aujourd'hui, que nous proposons l'emploi de nos aiguilles mousses pour pratiquer l'électrisation dans les affections anesthésiques de la rétine. Ce nouveau système d'application électrique a d'ailleurs le double avantage d'être peu douloureux et nullement effrayant pour les malades, sur lesquels il a besoin d'être répété souvent, ce qui en rendra toujours l'application simple et facile aux praticiens, qui voudront l'expérimenter.

Nota. — Nous nous sommes servi plusieurs fois et avec avantage du même système d'aiguilles, mais beaucoup plus longues, pour pratiquer la faradisation dans les surdités nerveuses.

Voici notre procédé opératoire :

Nous commençons par introduire dans la trompe d'Eustache une sonde d'argent de

16 centimètres environ, armée d'une de nos aiguilles, qui n'a pas moins de 24 centimètres de long.

Une fois la sonde bien fixée par la pince imaginée par notre honorable confrère M. Bonnafont, ou maintenue par le malade lui-même, l'opérateur peut pousser l'aiguille aussi loin qu'il le désire, la division par centimètres de l'excédant de l'aiguille lui indiquant toujours à quelle profondeur il est arrivé. C'est à l'anneau qui termine cette longue aiguille qu'il faut placer le courant positif.

Ce premier temps de l'opération achevé, nous faisons incliner la tête du malade, nous versons dans son oreille trois ou quatre gouttes d'eau tiède, comme le fait notre honorable confrère M. Duchenne, de Boulogne, puis nous y plongeons une aiguille de 8 centimètres de long destinée à recevoir le courant négatif. D'une part ce procédé a, pour nous, l'avantage de porter le fluide électrique le plus près possible de la caisse du tympan, et d'autre part de dilater le conduit de la trompe d'Eustache si souvent le siége de rétrécissements qui sont, eux-mêmes, en général, une des causes les plus fréquentes des cophoses.

C'est avec ce procédé que nous sommes parvenu, après un an de traitement consécutif, à rendre en partie l'ouïe à un homme de 45 ans, qui en était complétement privé depuis quinze ans, et à le débarrasser en même temps de céphalalgies presque continuelles qui avaient fini par altérer tellement ses facultés intellectuelles qu'il menaçait souvent d'attenter à ses jours.

M. le docteur Miramont, inspecteur des bains de mer à Etretat, qui nous avait adressé ce malade a pu constater l'amélioration sensible produite par le fluide électrique, après l'insuccès de toutes les autres méthodes de traitement employées antérieurement.

Il y a deux ans que ce malade a quitté la maison de santé de M. le docteur Plouviez et nous savons qu'il n'a rien perdu du mieux qu'il avait obtenu.

Avant de terminer ce que nous avons à dire sur le traitement électrique dans les surdités nerveuses, nous ne devons pas oublier de mentionner un procédé déjà ancien qui consiste à traverser la membrane tympanique avec une aiguille de platine pour porter directement le fluide électrique dans l'oreille, et aller exciter la corde du tympan et les muscles moteurs des osselets. Ce procédé d'électrisation appartient au docteur Grapengiesser, de Berlin, qui le mit en usage le premier en 1801. Il fut employé de nouveau par Magendie, et, dans ces dernières années, par notre confrère Bonnafont qui paraît en avoir obtenu de bons effets. Quant à nous, nous l'avons employé assez souvent et sans résultats apparents. Ce procédé a contre lui, d'offrir quelques difficultés d'application, d'être assez douloureux et redouté des malades en général. Nous pensons donc qu'il peut être remplacé utilement par notre procédé.

CHAPITRE III.

TUMEUR LACRYMALE.

Si l'on admet que le fluide électrique peut modifier avantageusement les nerfs sensoriels qui entrent dans la composition de l'appareil oculaire et qui sont le siége d'un état morbide;

Si l'on admet encore que les glandes hypertrophiées puissent guérir, comme nous l'avons démontré dans un autre travail, par l'agent électrique, on peut aussi bien accorder, avec autant de raison et de probabilité au même agent, une influence heureuse et modificatrice sur le système muqueux troublé dans ses fonctions. Ainsi, dans les fistules lacrymales à leur début, ne peut-on pas espérer rendre la force et la vitalité normales aux tissus malades, sans crainte de les altérer, comme pourraient le faire des agents chimiques.

L'observation suivante en est une preuve :

Mme X..., âgée de 36 ans, d'une forte constitution, fut atteinte pendant son séjour à Dunkerque, en 1854, d'un larmoiement presque continuel de l'œil droit. Au bout de quelques mois, ce larmoiement fut accompagné d'un gonflement de la caroncule et d'une suppuration assez abondante pour faire adhérer les paupières pendant la nuit ; aussi, dans le jour, la malade était-elle obligée de les humecter souvent et d'éviter la lumière trop vive qu'elle ne pouvait supporter. A son arrivée à Paris, en mars 1855, un vésicatoire volant fut appliqué derrière l'oreille, mais n'amena aucun soulagement. Ce fut à cette époque que la malade réclama nos soins. Nous reconnûmes de suite une altération profonde dans les fonctions de l'appareil lacrymal; le larmoiement était considérable, la suppuration abondante à la moindre pression du sac lacrymal et la caroncule hypertrophiée. Après avoir donné à cette malade quelques conseils sans résultats, nous l'adressâmes à notre confrère M. Magne qui, reconnaissant de suite l'existence d'une tumeur lacrymale, prescrivit des injections au sulfate de zinc et des fumigations d'iode.

Pendant près d'un an, la malade suivit avec la plus grande exactitude les diverses médications de notre confrère. Au bout de six mois de ce traitement, un mieux sensible parut s'ensuivre, mais il ne fut pas de longue durée, car, dans les premiers jours de 1857, la malade revint nous voir, se trouvant à peu près dans le même état qu'à son arrivée à Paris; c'est à dire que l'état des organes sécréteurs des larmes n'avait subi aucune modification avantageuse ; c'est alors que nous lui conseillâmes le traitement électrique qu'elle accepta avec d'autant plus d'empressement qu'elle redoutait, par dessus tout, une opération.

Pendant six mois la malade fut soumise à l'action des courants électriques à doses très faibles donnés dabord tous les jours, pendant le premier mois, puis, tous les deux jours, dans les mois suivants. Les séances duraient de vingt-cinq à trente minutes. Sous l'influence de ce traitement continué avec une grande persévérance, le larmoiement disparut, la suppuration s'arrêta, enfin il survint un mieux tellement sensible que nous pensions avoir obtenu une cure radicale; car, plus de six mois se passèrent sans que la malade se ressentît de cette affection qui faisait depuis trois ans le malheur de sa vie, quand tout à coup, après quelque oubli dans l'hygiène prescrite, la suppuration reparut avec un accident nouveau. Tous les soirs à huit heures, la paupière du côté droit se fermait pendant une heure malgré les efforts de la malade pour s'y opposer.

Le traitement électrique fut repris de nouveau et continué avec la même persévérance pendant trois mois, en même temps que nous administrâmes quelques doses de sulfate de quinine pour combattre l'intermittence de la chute de la paupière. Après ce laps de temps, tous les accidents cessèrent, et la guérison qui date déjà de dix-huit mois paraît aujourd'hui radicale.

La guérison inespérée de cette tumeur lacrymale, obtenue par l'électricité localisée, après l'insuccès bien constaté d'autres médications employées pendant plusieurs années, est, pour nous, une preuve, bien que cette observation soit unique, qu'à l'aide de ce moyen si énergique, continué avec une grande persévérance, on peut quelquefois obtenir des guérisons auxquelles on était loin de s'attendre, et épargner ainsi aux malades les dangers d'une opération dont le succès est souvent bien douteux.

Nous devons ajouter que, pour pratiquer l'électrisation localisée chez cette malade, nous nous sommes servi avec intention de nos aiguilles mousses, afin d'agir plus directement sur les voies lacrymales, persuadé que l'action du fluide électrique est d'autant plus efficace qu'elle est exercée plus près de la partie malade.

CONCLUSIONS.

Malgré les guérisons que nous avons obtenues à l'aide du fluide électrique dans les affections d'une nature si diverse de l'appareil oculaire, nous avons lieu de penser que cet agent si puissant est encore loin d'avoir dit son dernier mot et qu'on pourra tenter d'y avoir recours, non seulement dans des cas semblables, mais encore dans d'autres états morbides contre lesquels on n'a pas encore songé à l'appliquer, et qu'il sera facile aujourd'hui de mieux diagnostiquer à l'aide de l'ophthalmoscope; mais comme ici l'observation n'est pas encore venue confirmer nos prévisions, et qu'en thérapeutique, on ne doit rien avancer qu'avec des faits à l'appui, nous nous contentons d'exprimer une opinion.

Tout d'abord, nous devons dire que les malades, et nos confrères eux-mêmes ne réclament, en général, l'intervention de l'agent électrique dans les maladies des yeux, dont nous venons de parler, qu'après avoir épuisé sans succès les ressources ordinaires de la thérapeutique, ce qui rend les guérisons beaucoup plus difficiles.

D'ailleurs, les médecins qui s'occupent d'une manière spéciale du traitement de ces affections et principalement de la paralysie plus ou moins avancée de l'organe visuel, sont témoins tous les jours de l'insuccès des moyens thérapeutiques qui sont en leur pouvoir, ce qui devrait les engager à recourir bien plus souvent et surtout beaucoup plus tôt à l'application du fluide électrique. Toutefois, malgré notre confiance dans la médication électrique, nous pensons que, bien loin de négliger les moyens internes, on devra, au contraire, les continuer tout en les modifiant suivant les causes présumées de la maladie, car ces deux modes de médication, employés concurremment, pourront se prêter un mutuel secours et produire quelquefois des guérisons inespérées qui n'auraient pu avoir lieu sans leur emploi simultané.

Une autre considération qui milite encore en faveur du fluide électrique, c'est que le mode d'action de cette médication a des avantages incontestables sur les autres stimulants, car, outre que les courants galvaniques peuvent être augmentés ou diminués à volonté, ils ont le privilége inappréciable de stimuler les tissus, sans jamais les désorganiser, privilége que ne possèdent ni les excitants chimiques ni les irritants mécaniques.

Enfin, il est une dernière considération dont on devrait, à notre avis, toujours tenir compte, et que nous avons déjà fait valoir en parlant de la tumeur lacrymale; c'est que, dans certaines affections des yeux qui ne peuvent guérir que par des opérations dont le succès est souvent douteux, ne devrait-on pas, avant de les pratiquer, recourir à la médication électrique qui, si elle ne réussit pas, n'expose jamais les malades à aucun accident fâcheux ?

D'accord avec notre confrère M. Magne, nous avons eu l'occasion de commencer un traitement électrique chez un jeune enfant de 8 ans, privé complétement de la vue depuis un an environ, par suite de deux cataractes membraneuses congénitales. Eh bien, nous regrettons que l'indocilité de cet enfant et la faiblesse de ses parents ne nous aient pas permis de continuer le traitement électrique pendant plus d'un mois, car déjà un mieux très sensible s'était opéré dans la vue.

Ce mieux n'était pas dû aux changements survenus dans les cataractes membraneuses, mais les rétines avaient été privées, depuis la naissance de l'enfant, de leur stimulant naturel, la lumière; on pouvait donc, l'opération une fois faite, trouver, derrière les cataractes, une double amaurose asthénique, laquelle a été combattue avantageusement par l'emploi du fluide électrique qui, continué, eût pu éviter, après l'opération, toute complication du côté de la rétine.

En définitive, n'est-il pas naturel de penser que, dans les cas de cataractes membraneuses où le chirurgien est obligé de reculer l'époque de l'opération, eu égard à l'âge de l'enfant, l'électricité sagement appliquée pourrait prévenir le développement de l'amaurose, qui existe quelquefois dans les cataractes de ce genre ?

Avant de terminer, nous devons encore rappeler aux praticiens les expériences de notre savant confrère, M. Duchenne (de Boulogne), qui établissent, d'une manière positive, que, de toutes les espèces d'électricité, c'est la galvanique qui agit le plus vivement sur la rétine.

En conséquence, nous pensons qu'en raison de son peu d'action sur la vue, on doit se servir de préférence d'un appareil électro-magnétique dans toutes les applications de fluide électrique que l'on devra faire sur les yeux, car, d'une part, l'action chimique de l'électricité d'induction est tellement faible que la coagulation des humeurs de l'œil n'est point à redouter et que, d'autre part, nous ne saurions trop le répéter, une faible excitation de la rétine est suffisante, non seulement dans le traitement de l'amaurose, mais encore dans toutes les affections de l'appareil oculaire où le médecin jugera à propos d'avoir recours à l'agent électrique.

Paris. — Typographie Félix Malteste et Cⁱᵉ, rue des Deux-Portes-St-Sauveur, 22.

OUVRAGES DU MÊME AUTEUR.

MÉMOIRE SUR UN NOUVEAU MODE D'APPLICATION DE L'ÉLECTRICITÉ LOCALISÉE AU TRAITEMENT DES MALADIES, avec une description d'appareils nouveaux. 1854.

TRAITEMENT DES ADÉNITES CERVICALES CHRONIQUES PAR L'ÉLECTRICITÉ LOCALISÉE. In-8°, 1856.

DE L'ADÉNOTRIBE ÉLECTRIQUE, 1857.

DU FUSTIGATEUR ÉLECTRIQUE, 1857.

PREMIÈRE LETTRE SUR LES ADÉNITES CERVICALES (*Moniteur des hôpitaux*), 1857.

DEUXIÈME LETTRE   *Id.*   *Id.*   1857.

TROISIÈME LETTRE   *Id.*   *Id.*   1858.

Paris. — Typographie FÉLIX MALTESTE et Ce, rue des Deux-Portes-Saint-Sauveur, 22.

9 782019 627713